MI VOZ FRENTE AL ACOSO. CÓMO SOBREVIVÍ Y RECUPERÉ MI VIDA
© Ana Belén
Diseño de portada: Dpto. de Diseño Gráfico Exlibric

Iª edición

© ExLibric, 2026.

Editado por: ExLibric
c/ Cueva de Viera, 2, Local 3
Centro Negocios CADI
29200 Antequera (Málaga)
Teléfono: 952 70 60 04
Fax: 952 84 55 03
Correo electrónico: exlibric@exlibric.com
Internet: www.exlibric.com

ISBN: 979-13-88255-23-6
Depósito Legal: MA 457-2026

Impresión: PODiPrint
Impreso en Andalucía – España

Nota de la editorial: ExLibric pertenece a Innovación y Cualificación S. L.

ANA BELÉN

MI VOZ FRENTE AL ACOSO

CÓMO SOBREVIVÍ Y RECUPERÉ MI VIDA

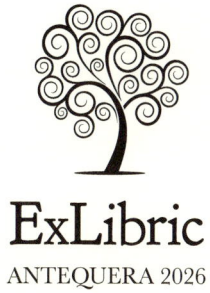

ExLibric

ANTEQUERA 2026

Prólogo

Este libro nace de una herida, pero también de una luz.

Durante mucho tiempo guardé silencio, creyendo que lo que vivía en mi trabajo era culpa mía o que simplemente debía aguantar. Callé por miedo, por necesidad y por mis tres hijos, que dependían de mí.

Pero el acoso laboral me rompió por dentro. Me robó la alegría, la confianza y la paz. Me hizo sentir sola, pequeña y vulnerable. Y, aun así, aquí estoy, escribiendo mi historia.

La comparto por dos razones: sanar y ayudar.

Para sanar, porque contar lo que viví es una forma de liberar lo que me dañó.

Para ayudar, porque sé que hay muchas personas ahora mismo pasando por lo mismo, sintiéndose igual de solas y confundidas.

Si mi experiencia puede servir como abrazo, como advertencia o como impulso para que alguien busque ayuda y no aguante lo que no debe… entonces todo este dolor habrá tenido sentido.

Este libro es mi verdad. Un camino desde el miedo hasta la voz.

Y si tú, que lees esto, has sufrido algo parecido, quiero que sepas algo antes de empezar:

No estás sola. No estás solo.

Y nadie merece ser tratado así.

1

El comienzo

Cuando entré a trabajar en aquella empresa, lo hice con ganas y con necesidad.

Soy madre de tres niños y cada euro que entraba en casa era importante. Tenía ilusión por demostrar que era buena trabajadora, responsable, dispuesta a aprender y a hacer las cosas bien.

Los primeros días fueron normales: trabajo, esfuerzo, rutinas nuevas. Yo iba con mi sonrisa de siempre, hablando con quien quisiera hablar y sin meterme con nadie. Soy sociable, simpática, risueña… una persona que prefiere la paz antes que el conflicto.

Pero lo bonito duró poco.

Muy pronto empecé a notar miradas raras, comentarios por lo bajo, risitas cuando yo pasaba. No quería darle importancia. Me repetía una y otra vez: «Tú no estás aquí para llevarte mal con nadie. Tú estás aquí para trabajar por tus hijos».

Intentaba hacer mi trabajo de la mejor manera posible, apoyar donde podía y llevarme bien con todos. Pero había una compañera que, sin razón alguna, empezó a decirme cosas. Comentarios pequeños, venenosos, disfrazados de bromas. Cosas que duelen, aunque se digan con sonrisa falsa.

Al principio lo callé.

En silencio me decía: «No te metas en problemas, aguanta, necesitas este trabajo».

Pero lo que parecía una simple mala actitud iba a convertirse en algo mucho más duro de lo que jamás imaginé.

2

Las primeras señales

Las primeras señales del acoso fueron tan sutiles que cualquiera desde fuera habría dicho que exageraba. Pero yo sabía que no era así.

La compañera que empezó a decirme cosas lo hacía con una intención que se notaba en la mirada, en el tono, en ese «humor» que solo es humor para quien lo utiliza como arma.

Los comentarios crecieron poco a poco.

Un día era una burla sobre cómo trabajaba.

Otro, una pulla sobre mi forma de ser.

Otro, una frase insinuando que yo no encajaba.

Llevaba tiempo en otros trabajos y nunca había tenido problemas con nadie. Siempre fui cordial, siempre respeté a todo el mundo. Por eso me dolía, pero aun así intentaba no darle importancia.

Llegó un momento en el que lo hablé con una compañera con la que tenía confianza. Le conté lo que esa chica me decía y cómo me hacía sentir. Ella fue la única a quien acudí porque necesitaba desahogarme.

Pero, en lugar de apoyarme, fue directamente a contárselo a la misma compañera que me estaba molestando.

Y yo lo escuché con mis propios oídos: «A esta la vamos a echar».

Esa frase me atravesó como un cuchillo. No era solo una pelea entre compañeras. No era un malentendido. Aquello era una amenaza, clara y directa.

Fue la primera vez que sentí miedo.

Y también la primera vez que pensé: «Debería decírselo al encargado…». Pero no lo hice. Porque necesitaba el trabajo. Porque soy madre. Porque tenía miedo de que, si hablaba, las consecuencias fueran peores.

Sin saberlo, ese silencio que guardé se convertiría en un peso enorme… y en la puerta de entrada a un acoso todavía más fuerte.

3

El ataque físico

El ambiente cada día era más pesado. Yo intentaba hacer mi trabajo, bajar la cabeza, no molestar a nadie. Pero cuando alguien decide acosar, no importa cuánto te esfuerces: siempre buscan una excusa para dañarte.

Un día fui a por un carro, como hacía siempre. Era una tarea normal, rutinaria, algo que cualquiera haría sin pensar.

Pero esa vez no era un día normal.

Esa compañera, la misma que llevaba tiempo metiéndose conmigo, se acercó y, sin decir ni una palabra, me tiró del pelo dentro de la empresa.

Fue un tirón fuerte, violento, inesperado.

Me quedé paralizada. Ni siquiera pude reaccionar.

El cuerpo se me quedó rígido, el corazón me golpeaba en el pecho y sentí una mezcla de miedo, vergüenza y rabia… pero, sobre todo, miedo.

Lo peor de todo es que no pude defenderme.

No sabía qué hacer, no sabía si gritar, si llorar, si irme. Estaba en *shock*.

Y lo más triste es que, en vez de recibir ayuda, lo que sentí alrededor fue silencio. Un silencio que dolía más que el tirón de pelo.

Después, se lo conté a la única compañera con la que creía tener confianza.

Y lo que recibí fue un simple: «Era de cachondeo».

Como si tirarle del pelo a una persona fuera una broma.

Como si humillar a alguien fuera gracioso.

Como si yo tuviera que aguantarlo «porque sí».

Esa frase me hizo más daño que el tirón.

Porque entendí que para ellas no era grave. Para ellas era normal.

Y que si decía algo a mi encargado… probablemente nadie me creería.

Ese día fue el punto en el que me di cuenta de que aquello no iba a parar.

Y que lo peor todavía estaba por llegar.

4

El grupo se une contra mí

Después del tirón de pelo, lejos de parar, el acoso creció.

Ya no era solo una compañera. Poco a poco se fueron sumando otras.

Primero una amiga de ella… luego otra… y al final eran cinco contra mí.

Cinco personas contra una.

Cinco contra alguien que solo quería trabajar.

El ambiente se volvió irrespirable.

Cuando yo entraba, se callaban de golpe.

Cuando pasaba, se reían por detrás.

Me miraban con desprecio, como si yo no mereciera estar allí.

Me hacían burlas, comentarios, gestos… todo con la intención de herirme.

Y lo consiguieron.

Cada día, un poco más.

Me aislaron completamente.

Ellas estaban juntas, en grupo, hablando, riendo…

Y yo, sola.

Sola en una esquina, sola para comer, sola para trabajar.

Me separaron del resto.

Las ponían a todas juntas y a mí me dejaban aparte, como si fuera un estorbo, como si no perteneciera a ese lugar.

Era una estrategia clara: hacerme sentir sola, pequeña y vulnerable.

Y funcionó.

Había días en los que sentía que el aire no me llegaba a los pulmones.

Días en los que me temblaban las manos antes de entrar por la puerta.

Días en los que pensaba: «¿Por qué a mí? ¿Qué les he hecho?».

Pero nunca encontré respuesta.

Porque a veces el acoso no nace de lo que tú haces, sino de lo que tú eres.

Y a veces basta con que seas buena persona, trabajadora o risueña… para despertar la envidia de quienes no soportan ver luz en otros.

Ese grupo ya no era solo un problema. Era una persecución.

Y yo comenzaba a romperme por dentro.

5

El deterioro emocional y físico

El cuerpo habla cuando el alma no puede más.

Y el mío gritaba, aunque yo intentaba seguir.

Cada día en aquel trabajo era una batalla silenciosa que solo yo vivía por dentro.

Llegaba a casa llorando.

No era un llanto suave, era un llanto de desesperación, de agotamiento, de sentir que ya no podía más. Me dolía el pecho, la garganta, la cabeza… todo.

Por las noches, apenas dormía.

Daba vueltas, me despertaba sobresaltada, pensaba en lo que me esperaba al día siguiente. La ansiedad se convirtió en mi compañera de cama.

El miedo se metió en mi cuerpo de una forma que nunca había sentido.

No era solo emocional.

Mi salud empezó a romperse.

El estrés me provocaba dolores, malestar, cambios físicos que yo no entendía. Me sentía débil, agotada, sin energía. Mi cuerpo me estaba avisando de que aquello ya no era normal, de que me estaban haciendo daño.

Por las mañanas, antes de ir, me faltaba el aire.

Tenía ataques de ansiedad. Me temblaban las piernas al ponerme el uniforme y me levantaba pensando: «¿Y si hoy va a ser peor que ayer?».

Tenía tres hijos que dependían de mí.

Y, aun así, para mis compañeras yo era un blanco fácil. Una persona a la que podían hacer daño sin consecuencias.

Mi vida familiar también sufrió.

Llegaba apagada, triste, sin ganas. Mi marido y mis padres me veían destruirme poco a poco, pero yo no quería preocuparlos. Intentaba ser fuerte, aunque por dentro me estuviera rompiendo.

Ese deterioro no era casual.

Era el resultado directo de un acoso constante, malintencionado, cruel.

Un acoso que ya no solo me hacía daño emocionalmente, sino que estaba afectando mi salud de una manera peligrosa.

Y, aun así…, seguía sin rendirme.

Hasta que llegó el día en que mi cuerpo dijo basta.

6

El día que toqué fondo

Ese día llegué al trabajo para entrar a las dos del mediodía.

Ya iba nerviosa, ya sentía la presión en el pecho nada más acercarme a la puerta. El simple hecho de poner un pie dentro de la empresa me generaba un miedo que nunca había sentido antes en mi vida.

Apenas había empezado cuando la mujer de mi encargado se me acercó.

Con un tono hiriente, sin respeto, me dijo delante de todos: «Ese carro es tuyo, ¿que no sabes lijar?».

Fue una frase simple, pero fue la gota que colmó un vaso que llevaba meses desbordándose.

Sentí cómo se me venían encima todos los insultos, todas las burlas, todas las miradas, todas las humillaciones acumuladas.

Aquella frase no era solo una crítica: era un ataque más, uno que me atravesó cuando ya estaba demasiado débil para soportarlo.

En ese instante, algo en mí se rompió.

No pude más.

No quise aguantar ni un segundo más aquella injusticia.

Cogí mi mochila, mi botella de agua y, sin mirar atrás, salí de la empresa camino del médico.

Iba temblando, llorando, sin respirar bien.

La ansiedad me estaba devorando y sabía que si no pedía ayuda en ese momento, mi cuerpo iba a colapsar.

El médico me vio mal, realmente mal.

Me dieron la baja por ansiedad. Por fin alguien veía lo que yo llevaba meses sufriendo en silencio.

Pero lo que vino después fue todavía más duro, porque al día siguiente, sin darme tiempo siquiera a respirar, a recuperarme, a entender lo que había pasado…

me llegó a casa una carta certificada informando de que me despedían.

Fue como una puñalada. Un golpe frío.

Un mensaje claro: no querían ayudarme. Querían quitarme de en medio.

Ese día no solo toqué fondo.

Ese día entendí que tenía que defenderme.

7

El despido injusto

Cuando recibí la carta certificada, sentí que el suelo se abría bajo mis pies.

Había pasado una noche entera llorando, con ansiedad, intentando calmarme después de meses soportando humillaciones, acoso y miedo.

Y al día siguiente, como si no fuera suficiente todo lo que me habían hecho vivir... me echaron.

Sin miramientos.

Sin humanidad.

Al abrir la carta, mis manos temblaban.

No era una sorpresa del todo, porque aquella frase que escuché tiempo atrás —«a esta la vamos a echar»— volvió a retumbar en mi cabeza como una profecía que estaban dispuestas a cumplir.

Pero verlo por escrito... Sentir que realmente lo habían hecho... fue un golpe que me dejó sin aire.

Me sentí traicionada.

Abandonada.

Invisible.

Lo peor no fue solo el despido, sino la forma: fría, rápida, sin escucharme, sin investigar nada, sin proteger a una trabajadora que llevaba meses sufriendo.

Ese momento marcó un antes y un después.

Hasta entonces, yo había intentado ser fuerte. Había intentado aguantar, callar, seguir por mis hijos. Había pensado que quizá las cosas mejorarían, que a lo mejor exageraba, que si me esforzaba un poco más todo se arreglaría.

Pero esa carta me abrió los ojos:

No iban a ayudarme. No les importaba cómo me sentía. No querían protegerme, querían deshacerse de mí.

Lloré, sí.

Mucho.

Pero en medio del dolor, apareció algo que no esperaba: una chispa de rabia, de dignidad, de justicia.

Porque ese día entendí que lo que me habían hecho no era un simple conflicto laboral.

Era acoso.

Era injusticia.

Era vulneración de mis derechos.

Y decidí que no me iba a quedar callada.

Ese mismo día, con la carta en las manos todavía, tomé una decisión que cambiaría el rumbo de mi historia: buscar un abogado y luchar.

8

El sistema que no me protegió

Encontrar un abogado fue un alivio.

Sentí por primera vez que alguien me creía, que alguien veía la gravedad de lo que me había pasado. Él me escuchó con paciencia, con respeto, sin juzgarme.

Y por eso siempre estaré agradecida: porque cuando más sola me sentí, él me dio una voz.

Pero, mientras tanto, el sistema que se supone que debía protegerme... me falló.

La mutua me atendió por videollamada, apenas cinco minutos.

No me preguntaron casi nada. No profundizaron en lo que llevaba meses viviendo.

Y, aun así, sin conocer mi situación, sin evaluar realmente cómo estaba, decidieron darme el alta.

Me quedé en *shock*.

No podían imaginar cómo me sentía. Tenía ataques de ansiedad, no podía dormir, estaba rota emocionalmente.

Y, aun así, para ellos, estaba «apta».

Lo peor vino después: mi propio médico de cabecera, presionado por esa decisión, también se vio obligado a darme el alta.

Y en ese momento sentí algo horrible: sentí que no importaba lo que me hubieran hecho, sentí que mi sufrimiento no valía nada, sentí que el sistema estaba hecho para proteger a la empresa… no a mí.

Me quedé sola.

Completamente sola.

El único apoyo emocional real que tuve fue mi psicólogo, mi marido y mis padres.

Ellos sí vieron cómo estaba, cómo me consumía por dentro, cómo el acoso había destruido mi confianza y mi tranquilidad.

Ellos sí entendieron que había tocado fondo.

Aun así, tuve que presentarme en la empresa para firmar papeles.

Y cuando lo hice, conté toda la verdad.

Expliqué lo que había pasado. Describí el acoso, los insultos, las burlas, el aislamiento, el tirón de pelo, el trato injusto.

Pero ¿qué hizo la empresa?

Lo redujo todo a «un hecho aislado».

Como si meses de acoso fueran una tontería.

Como si nada de lo que había vivido importara.

Como si mi dolor fuera exagerado o inventado.

Esa frase me dolió como una bofetada.

Porque no fue un hecho aislado: fue un infierno continuo, diario, cruel.

Pero, aunque ellos intentaran minimizarlo, yo ya no era la misma mujer callada que entró a ese trabajo.

Tenía un abogado.

Tenía mi verdad.

Tenía pruebas.

Y, sobre todo: tenía la fuerza que nace cuando ya no tienes nada que perder.

Ese capítulo oscuro de mi vida no me destruyó.

Me transformó.

9

Un nuevo renacer

Después de tanta oscuridad, después de tantas lágrimas, llegó un momento en el que comencé a sentir algo distinto. Al principio era un susurro, una pequeña chispa, casi invisible… pero era mío.

Era mi renacer.

Hoy miro atrás y me sorprende la fortaleza que había dentro de mí, incluso cuando me sentía rota. Cada paso que di, cada decisión que tomé para luchar por mí misma me trajo hasta este lugar: un lugar de calma, de claridad y de amor propio.

He vuelto a ser yo.

La mujer simpática, sociable, risueña… pero ahora con algo más: sabiduría y coraje.

Ya no vivo con miedo.

Ya no me culpo por lo que otras personas hicieron.

Ahora sé que ninguna burla, ningún insulto, ninguna injusticia define quién soy.

Me siento más fuerte.

Más consciente.

Más viva.

Retomé mi vida con la cabeza alta, con el corazón reparado y con la certeza de que sobreviví a algo que habría hundido a mucha gente. Y si yo pude, sé que otros también pueden.

Este nuevo capítulo de mi vida está lleno de paz, de amor por mí misma y de gratitud por seguir aquí. Ya no cargo con el dolor: lo transformé.

Hoy camino con una nueva luz, una luz que nadie puede apagar.

Porque este no es solo el final de una historia dura.

Es el comienzo de una más hermosa: mi renacer.

Hoy vuelvo a reír sin miedo.

10

Encontrarme a mí misma

Después de todo lo vivido, sentí la necesidad de parar.

De respirar.

De mirarme por dentro.

Empecé a meditar, a escuchar mi mente y mi corazón, a permitirme sentir sin miedo. La espiritualidad llegó a mi vida como un abrazo silencioso, como una guía que me enseñó que incluso las heridas más profundas pueden sanar cuando una decide escucharse y cuidarse.

En ese proceso descubrí algo que antes no veía: yo puedo con todo.

Me dediqué a leer libros que me hablaban de fuerza, de superación, de amor propio. Libros que me hicieron entender que lo que viví no me define, pero sí me transformó.

Cada página que leía era como un paso más hacia la mujer que soy hoy.

Y entonces, como si la vida me recompensara por no rendirme, encontré un trabajo buenísimo. Un lugar donde reina la paz, donde la gente respira tranquilidad, donde nadie humilla a nadie.

Un espacio que me devolvió la confianza en el mundo laboral… y también en mí misma.

Ahora estoy feliz.

Estoy en paz.

Y sigo luchando, pero esta vez con más fuerza que nunca, con la certeza de que todo lo malo quedó atrás y lo mejor está por venir.

Porque cuando una se encuentra a sí misma, ya nada ni nadie puede apagar esa luz.

Sigo adelante. Más fuerte. Más consciente. Más yo.

11

Mi familia, mi refugio

En los momentos más oscuros, cuando sentía que el mundo se me venía encima y el acoso laboral me estaba rompiendo por dentro, descubrí algo que me sostuvo con más fuerza que cualquier medicina o palabra: mi familia.

Mis hijos fueron mi motor. Aunque pequeños, ellos notaban mi tristeza, mis lágrimas silenciosas al llegar a casa, el temblor en mis manos cuando sabía que al día siguiente tenía que volver a ese lugar que tanto daño me hacía. Aun así, me regalaban abrazos que curaban, miradas que me devolvían la esperanza y frases inocentes que me recordaban que yo seguía siendo importante.

Por ellos seguí luchando. Por ellos no me rendí.

Mi marido fue mi roca. Cuando el miedo me paralizaba, cuando la ansiedad me dejaba sin respiración, él estaba ahí. Me escuchó sin juzgar, me acompañó a cada paso del proceso, vio mi dolor y me sostuvo incluso cuando yo creía que estaba cayendo al vacío. En su mirada encontré la fuerza que yo creía haber perdido.

Nunca me soltó la mano.

Mis padres, desde su amor incondicional, hicieron lo que solo unos padres pueden hacer: preocuparse en silencio, abrazarme fuerte y recordarme que mi salud valía más que cualquier trabajo. Ellos me vieron nacer fuerte y también me vieron romperme, pero nunca dudaron de que volvería a levantarme.

Mi familia no solo me dio apoyo:

- Me devolvió la dignidad.
- Me recordó quién era realmente.
- Y me mostró que el amor verdadero siempre empuja hacia la luz.

Sin ellos, quizá me habría quedado atrapada en el dolor. Con ellos, aprendí que incluso en las batallas más duras, hay un refugio que nunca falla.

Este capítulo es mi homenaje para quienes estuvieron cuando más lo necesitaba.

Porque ellos fueron mi fuerza cuando yo ya no tenía fuerzas.

12

La importancia de pedir ayuda

Durante mucho tiempo pensé que podía con todo. Que tenía que aguantar, que si decía algo me juzgarían, o que quizá yo estaba exagerando.

Pero el acoso laboral no es algo que se supera sola. Y tardé en comprenderlo.

Pedir ayuda no me hizo débil.

Pedir ayuda me salvó.

Al principio me costaba hablar. Me daba vergüenza admitir que me estaban haciendo daño, que me sentía pequeña, rota, perdida. Pero el silencio solo hacía que el dolor creciera dentro de mí. Fue cuando decidí abrirme, cuando por fin me atreví a contar lo que estaba viviendo, que todo empezó a cambiar.

El psicólogo me ofreció un espacio seguro donde pude llorar sin miedo, donde pude poner nombre a lo que sentía: ansiedad, estrés, humillación, miedo. Me ayudó a entender que mi reacción era normal, que no estaba loca, que lo que vivía era real.

El abogado fue una luz en la oscuridad. Me explicó mis derechos, me acompañó en cada paso y me devolvió la dignidad que la empresa intentó arrebatarme. Su apoyo me dio fuerza para defenderme.

Mi familia fue el pilar que me sostuvo cuando mi mundo se derrumbaba. Gracias a ellos no me sentí sola.

Aprendí que pedir ayuda no es una derrota, es un acto de valentía.

Es reconocer que mereces estar bien, que tu salud mental importa, que tu voz tiene valor.

Si alguien que lea este libro está sufriendo lo mismo, quiero que lo sepa:

«No estás sola. No te calles. No lo aguantes.

Habla. Pide ayuda. Mereces vivir en paz.

Porque cuando por fin te apoyas en otros, es cuando empiezas a levantarte de verdad».

13

Mi fortaleza interior

Hubo un tiempo en el que pensé que el acoso había destruido todo en mí: mi confianza, mi alegría, mis ganas de vivir y hasta la imagen que tenía de mí misma. Me hicieron creer que no valía, que no era suficiente, que no tenía derecho a levantar la voz.

Pero estaba equivocada.

Dentro de mí había una fuerza que ni yo misma conocía.

No apareció de golpe, no fue un milagro. Nació del dolor, de las lágrimas que nadie vio, de las noches sin dormir, del miedo que me acompañaba cada mañana.

La fortaleza interior no es ausencia de miedo, sino el valor de seguir adelante a pesar de él.

Descubrí mi fuerza cuando decidí no rendirme.

Cuando fui capaz de decir «basta».

Cuando pedí ayuda.

Cuando dejé de culparme.

Cuando entendí que merecía una vida digna, un trabajo respetuoso y una paz profunda.

Mi fortaleza interior se levantó cada vez que me caí.

Se hizo más grande cuando me atreví a hablar.

Creció cuando defendí mis derechos.

Y brilló cuando entendí que nada ni nadie tenía derecho a apagar mi luz.

Ahora sé que soy una mujer fuerte, valiente y capaz de superar incluso aquello que parecía imposible.

Sé que el dolor no me venció: me transformó.

Hoy, mi fortaleza interior es mi orgullo.

Es la prueba de que sigo aquí, de pie, con más luz que nunca y lista para ayudar a otros a encontrar la suya.

14

Mi propósito:
ayudar a otras personas

Cuando por fin salí del túnel oscuro del acoso laboral, entendí algo muy profundo: mi historia no había terminado, estaba apenas comenzando.

Porque todo lo que sufrí, cada lágrima, cada injusticia y cada herida emocional, tenía un sentido más grande del que imaginaba.

Mi propósito nació del dolor… pero floreció en la luz.

Después de superar lo vivido, sentí una necesidad inmensa de que ninguna persona pasara por lo mismo en silencio. No quería que nadie más se sintiera sola, culpable o invisible como yo me sentí.

Quise convertir mi experiencia en una herramienta para acompañar, escuchar y dar fuerza a quienes ahora viven lo que yo viví.

Hablar de mi historia es mi manera de romper el silencio. De dar voz al dolor de muchos. De demostrar que sí se puede salir, que siempre hay esperanza, que nadie merece ser tratado así, con esa crueldad.

Ayudar a otros se convirtió en mi misión.

Sé lo que se siente temblar antes de entrar al trabajo, llorar en silencio, perder la confianza en uno mismo.

Y también sé lo que es levantarse, renacer y recuperar la dignidad.

Por eso quiero tender la mano a quienes hoy están en la oscuridad.

Si mi voz puede salvar a una sola persona, si mi libro puede encender una chispa de valentía en alguien que esté sufriendo, entonces todo mi dolor habrá tenido un propósito.

Hoy mi misión es clara: transformar el acoso laboral en conciencia, en apoyo y en fuerza para otros. Porque del sufrimiento nace la empatía, y de la empatía nace el verdadero cambio.

Este capítulo es mi compromiso con el mundo: seguir ayudando, acompañando y recordando a cada persona que no está sola.

15

Cómo volví a confiar
en las personas

Después del acoso laboral, una de las heridas más profundas que me quedó no fue solo el dolor… Fue la desconfianza.

Cuando alguien te humilla, te aísla o te traiciona, empiezas a mirar al mundo con miedo.

Crees que cualquiera puede hacerte daño, que todo el que se acerca tiene malas intenciones o que, si bajas la guardia, volverás a sufrir.

Durante un tiempo viví así: desconfiando de todos, incluso de personas que querían ayudarme. Pero, poco a poco, descubrí algo importante: no todas las personas son iguales. Para volver a confiar tuve que empezar por mí misma. Entender que yo tenía valor, que merecía respeto, que lo que viví no era culpa mía.

Y cuando fortalecí esa parte interna, pude abrirme al mundo de nuevo, paso a paso.

Con el tiempo, fui encontrando personas buenas: gente que me escuchaba sin juzgar, que me hablaba con cariño, que me ofrecía apoyo sin esperar nada a cambio. Personas que aparecieron sin ruido, pero que dejaron huellas de paz.

Aprendí a distinguir miradas sinceras de miradas envidiosas.

Aprendí que la bondad existe, aunque el dolor a veces la oculte.

Aprendí que volver a confiar no es olvidar lo que pasó, sino permitir que nuevas personas entren con luz en mi vida.

Hoy confío, pero no por necesidad… confío porque me lo he ganado.

Porque ahora sé poner límites.

Porque valoro mi paz y ya no permito que nadie la destruya.

Volver a confiar es un acto de valentía.

Es abrir el corazón aun sabiendo que una vez lo rompieron, pero creyendo que también existen personas que lo pueden cuidar.

Y lo más bonito es que, al permitirme confiar otra vez, descubrí vínculos más sanos, amistades verdaderas y un entorno donde sí hay respeto, cariño y humanidad.

Volví a confiar… y eso también forma parte de mi renacer.

16

Cómo me siento ahora

Si miro hacia atrás, veo a una mujer rota, cansada, asustada. Una mujer que se levantaba cada día con un nudo en el estómago, que lloraba en silencio para que sus hijos no la vieran mal, que dudaba de sí misma porque otros le hicieron creer que no valía nada.

Hoy… ya no soy esa mujer.

Después de todo lo vivido, después de cada batalla interna, de cada lágrima y cada paso hacia adelante, puedo decir con el corazón en calma que me siento feliz conmigo misma.

Ahora tengo algo que durante mucho tiempo creí imposible: paz.

Una paz profunda, real, de esas que se sienten en el pecho y en la respiración.

Una paz que me acompaña al despertar, que me envuelve cuando llego a casa, que me recuerda que lo peor ya pasó y que la luz siempre vence.

Hoy siento amor: amor propio, amor por la vida, amor por quienes me rodean.

Aprendí a quererme más, a respetarme, a cuidarme como nunca antes lo hice.

Ya no permito que nadie me haga sentir menos, porque sé lo que valgo.

Y, sobre todo, siento felicidad. Una felicidad sencilla pero inmensa, que nace en los detalles: en reír con mis hijos, en caminar sin miedo, en trabajar sin ansiedad, en saber que estoy donde debo estar.

Una felicidad que viene de haber sobrevivido… y de haber renacido.

Comparado con antes, hoy soy otra persona.

Más fuerte.

Más libre.

Más consciente de quién soy.

Más orgullosa de mi camino.

Mi dolor se convirtió en fuerza.

Mi miedo, en valentía.

Mi silencio, en voz.

Y ahora puedo decirlo sin temblar: estoy bien. Estoy en paz. Estoy feliz. Y sigo brillando.

17

Cómo hoy soy un ejemplo para mis hijos

Si hay algo que me dio fuerza cuando pensaba que no podía más, fueron mis hijos.

Ellos me veían salir cada día con lágrimas en los ojos, con miedo, con ansiedad... pero, aun así, yo seguía adelante por ellos.

Y aunque entonces me sentía débil, hoy sé que ese esfuerzo también fue una lección para ellos.

Porque ahora, después de todo lo vivido, puedo mirar a mis hijos a los ojos y decirles con orgullo: «Mamá no se rindió».

Mis hijos han visto mi transformación.

Vieron cómo pasé del dolor a la calma, del miedo a la valentía, de la oscuridad a la luz.

No necesitan grandes discursos; mi vida se convirtió en el mejor ejemplo que puedo darles.

Les enseñé que nadie tiene derecho a tratarte mal, ni a destruir tu paz, ni a humillarte.

Les enseñé que si algo te hace daño, tienes derecho a hablar, a defenderte, a pedir ayuda.

Les enseñé que la dignidad no se negocia.

Hoy me observan con admiración.

Ven a una madre fuerte, que luchó por sus derechos, que se levantó del suelo, que buscó justicia y que reconstruyó su vida con amor.

Ven a una mujer que renació.

A través de mi historia, mis hijos aprendieron: que la fuerza nace del corazón.

Que incluso en los momentos más duros, no se debe perder la esperanza.

Que pedir ayuda es un acto de valentía.

Que la vida siempre te recompensa cuando luchas por ti mismo.

Que el respeto y la bondad empiezan por uno mismo.

Y lo más importante: aprendieron que su mamá merece ser feliz.

Hoy, cuando me ven sonreír, tranquila, en paz y rodeada de amor, entienden que no solo superé una prueba… sino que me convertí en una mujer más fuerte, una mujer que inspira, una mujer que enseña con el ejemplo.

Mis hijos no tienen una madre perfecta. Tienen una madre valiente.

Una madre que luchó y ganó.

Una madre que les demuestra cada día que, pase lo que pase, siempre se puede volver a empezar.

Y ese… es el legado más hermoso que puedo dejarles.

Epílogo

Mi renacer continúa

Hoy, mirando hacia atrás, veo a una mujer que fue herida, silenciada y subestimada… Pero también veo a una mujer que se levantó, que luchó y que eligió volver a vivir.

Mi historia no termina aquí.

Cada día sigo creciendo, sigo aprendiendo y sigo amando la vida de una forma nueva.

Ya no camino con miedo: camino con propósito.

He descubierto que mi voz tiene fuerza, que mi verdad tiene valor y que mi vida tiene sentido.

Hoy sé que soy luz, para mí.

Índice